AF590280

PRÉCIS DES JOURNAUX

Tenus pour les Malades qui ont été électrisés pendant l'année 1785; & des Mémoires sur le même objet, adressés à la Société royale de Médecine pendant la même année :

Travail servant de suite au Mémoire sur les différentes manières d'administrer l'Électricité.

LORSQUE la Société royale de Médecine m'eut chargé, en 1776, de vérifier, sous son inspection, par la voie de l'expérience, les effets de l'Électricité, sur lesquels on étoit alors peu d'accord, je crus, 1.° devoir n'employer pour le traitement des malades, que l'électricité seule, afin de reconnoître si elle avoit des effets; supposé qu'elle en eût, quels ils étoient; déduire de leur nature celle de l'électricité considérée comme médicament, & d'après cette connoissance, être éclairé sur les cas où il conviendroit d'appliquer ce genre de remède.

Je pensai en second lieu, que dans le compte que je rendrois des traitemens que j'aurois administrés, je devois entrer dans tous les détails qui pourroient répandre des lumières sur les objets qu'il étoit important de connoître.

Aujourd'hui que la nature du fluide électrique, considéré comme médicament, est constatée d'après ses effets, les détails nécessaires avant cette connoissance, seroient superflus; je les supprimerai donc, & je ne les rapporterai qu'autant qu'il en pourroit résulter quelque nouvelle lumière.

L'utilité de l'électricité dans plusieurs maladies, étant aussi aujourd'hui suffisamment constatée, je m'arrêterai peu à ces maladies, seulement autant qu'il sera nécessaire pour confirmer ce que l'expérience a appris à leur égard, ou qu'il y auroit quelque chofe de nouveau à rapporter.

Je m'attacherai aux maux qu'on avoit moins combattus par l'électricité, fur lefquels on n'avoit pas, ou l'on n'avoit encore que peu d'obfervations; je remarquerai les effets, ou nouveaux, ou plus efficaces des méthodes qu'on ne connoît & qu'on ne fuit que depuis peu d'années.

Une dernière confidération qui mérite de nous arrêter, avant de rapporter les obfervations qui font le fujet de ce Mémoire, c'eft que s'il étoit néceffaire, dans l'origine, de n'employer que l'électricité feule pour le traitement des malades, ce feroit aujourd'hui les priver de fecours qu'on peut leur procurer; & l'Art, de lumières qu'il peut acquérir, de ne pas faire concourir avec l'électricité, fuivant les cas, les remèdes propres à favorifer fon action, comme elle augmente la leur. J'obferverai que ce concours a eu lieu dans beaucoup de traitemens que je vais rapporter.

Je diviferai par ordre de maladies les

obſervations dont je vais rendre compte, & à la ſuite de chaque genre de traitement que j'ai moi-même adminiſtré, je placerai un extrait des obſervations envoyées ſur le même ſujet, à la Société royale de Médecine; il en réſultera un tableau de faits qui ſe confirmeront les uns les autres, ſans que ceux qui les ont cités aient pu ſe communiquer leurs idées, étant placés à de très-grandes diſtances.

Je ne rapporterai d'obſervations, que celles qui ont été fournies par des perſonnes de l'Art, dont le témoignage eſt le ſeul qui ſoit probatoire en matière de Médecine.

Paralyſie.

SEIZE Paralytiques ont été électriſés & ont obtenu un degré de ſoulagement plus ou moins marqué, ſuivant l'intenſité de leur maladie, ſa nature, le temps ſur-tout qu'ils ont ſuivi le traitement; car dans cette maladie, comme dans toutes celles qu'on traite par l'électricité, on n'obtient pas le plus ſouvent tout ce que ce remède procureroit, & un ſimple ſoulagement, au lieu d'une guériſon complète, par le défaut de conſtance des malades qui ne ſuivent que bien rarement le traitement avec l'exactitude & pendant la durée de temps qui ſeroient néceſſaires.

Un jeune homme paralyſé de la moitié du viſage, a été guéri, & il écrivoit, ſix mois après, de ſa province, que ſa cure étoit conſtante.

Un homme & une femme, qui ſuivent encore le traitement, au commencement duquel ils étoient entièrement privés du mouvement des bras, l'ont recouvré, & commencent, la femme ſur-tout, à faire quelque uſage de cette partie.

Parmi un grand nombre d'obſervations, communiquées à la Société royale de Médecine, ſur le même ſujet, on peut remarquer:

Un Soldat, âgé de vingt-ſix ans, hémiplégique depuis deux, avec immobilité & inſenſibilité abſolues, parfaitement guéri après ſoixante-une ſéances.

Un enfant de treize ans, devenu paralytique à la ſuite de convulſions, guéri après vingt-six séances, & sa cure se soutenant long-temps après.

Un homme, au contraire, âgé de soixante-un ans, paralysé, depuis douze, des deux pieds, fort soulagé après soixante-douze séances, & perdant ensuite tout ce qu'il avoit acquis.

Ces trois observations sont extraites de la Correspondance de M.rs Poma, Médecin, & Renaud, Pharmacien à Saint-Diez en Lorraine.

Un homme paralysé des deux poignets, à la suite d'une colique bilieuse, parfaitement guéri à la fin d'un traitement de deux mois, sans retour d'aucun accident six mois après.

Un Canonnier, aussi paralytique des deux poignets, ne pouvant se servir de ses mains, & guéri au point de reprendre son métier, & d'y pouvoir lutter contre les plus forts. *Ces deux dernières observations sont de M. Vives le jeune, Chirurgien de la Marine à Rochefort.*

Je n'ai pas rapporté la manière dont les paralytiques ont été électrisés, & j'observerai, le plus ſouvent, le même ſilence à l'égard des autres malades, parce que tous ont été en général électriſés ſuivant les méthodes énoncées au Mémoire ſur les différentes manières d'adminiſtrer l'électricité, publié en 1784.

Rhumatiſme.

HEN, garçon Tailleur, âgé de trente-deux ans, privé depuis un mois, par un rhumatiſme violent, de l'exercice de ſon métier, l'a repris au bout de quinze jours, délivré des douleurs qu'il ſouffroit auparavant.

MARCOGNET, Portier, âgé de quarante-quatre ans, attaqué depuis deux, d'un rhumatiſme très-douloureux ſur les extrémités inférieures, un des bras, le cou & le deſſus de la tête, avec un ſentiment de froid violent, profond & continuel, électriſé deux mois & demi, a éprouvé de moins vives douleurs, moins de froid, a été ſoulagé, mais non pas guéri. Madame VÉRIER, dont nous avons rapporté le traitement l'année dernière, qui depuis dix ans ſouffroit d'un rhumatiſme beaucoup plus violent encore que celui de Marcognet, ayant ſuivi le traitement ſix mois, a été beaucoup plus ſoulagée, n'a plus reſſenti que des douleurs infiniment moins vives & paſſagères.

Ces deux exemples rapprochés l'un de l'autre, prouvent qu'on peut, dans le rhumatiſme invétéré, obtenir du ſoulagement; que pour en obtenir, il faut beaucoup de temps, & qu'il eſt proportionné à la conſtance avec laquelle on ſuit le traitement. Madame Vérier ayant ceſſé depuis un an de ſe faire électriſer, ſans que ſes douleurs aient augmenté, comme elle m'en a aſſuré, il s'enſuit que le ſoulagement obtenu par un long traitement, peut être conſtant & durable.

Parmi les faits communiqués au ſujet de la même maladie, je diſtinguerai les ſuivans.

SÉRAPHIN, Tailleur, âgé de trente-huit ans, attaqué d'un violent rhumatiſme depuis un an; hors d'état de travailler depuis un mois, parfaitement guéri après vingt-deux ſéances. *Extrait de la Correſpondance de M. Pavet, ancien Chirurgien de la Marine à Rochefort, fixé, lors de cette obſervation ; dans la ville du Mans, & de M.rs Doublet, Médecin, & Davy, Chirurgien.*

UNE FEMME privée depuis deux ans de l'uſage des deux mains, y éprouvant de vives douleurs, ne pouvant étendre ni plier les doigts à demi-fermés, état produit par l'effet d'un froid violent & long-temps enduré, a été guérie, après cinquante ſéances. *Extrait, ainſi que les deux faits ſuivans, de la Correſpondance de M.rs Poma, Médecin ; & Renaud, Pharmacien à Saint-Diez en Lorraine.*

UN MAÇON, âgé de quarante-ſix ans, privé depuis deux, du mouvement de la jambe droite par un rhumatiſme goutteux ſur le genou, en état, après cent cinq ſéances, de reprendre ſon métier.

UN SOLDAT, âgé de vingt-un ans, privé par un rhumatiſme, de la poſſibilité de marcher depuis un mois, prend trente-huit ſéances, après leſquelles il part pour rejoindre ſon régiment, à pied.

Sciatique.

LA nommée MÉCLIN, âgée de cinquante-trois ans, logée rue des Boulangers, souffroit depuis deux mois, de la hanche à l'extrémité du pied droit, des douleurs aiguës qui la privoient du sommeil, de la faculté de travailler à son métier de traier de la laine, la tenoient à demi-courbée, & la forçoient de marcher appuyée sur un fort bâton. Après deux mois de traitement, les douleurs n'étoient plus que légères, n'interrompoient plus le sommeil, & elle marchoit redressée, sans appui, & pouvoit exercer son métier : les froids de Décembre & Janvier n'avoient pas rappelé ses douleurs.

J'ai eu occasion de rapporter, les années précédentes, un plus grand nombre d'observations sur la même maladie, qui prouvent plus positivement encore l'utilité de l'électricité dans le cas de sciatique.

Suppression du Flux menstruel.

L'EFFICACITÉ de l'électricité, dans le cas de suppression, est démontrée par un si grand nombre de faits; elle est si généralement reconnue, qu'il paroîtra peut-être superflu d'en citer de nouveaux exemples; mais la plupart de ceux que je vais rapporter, m'ont paru mériter une attention particulière, à cause de leur authenticité, du lieu où les observations ont été suivies, de la circonstance dans laquelle elles ont eu lieu.

Madame YRLE, veuve de M. Dubourg, Maître en Chirurgie, étoit depuis dix-huit mois incommodée d'une suppression; elle avoit en outre la rate tuméfiée, d'un volume très-gros, & depuis un an elle avoit eu deux attaques de fièvre intermittente; on ne lui avoit administré de remèdes que relativement à ce dernier genre de maladie. Au bout de huit séances, le cours périodique se rétablit: son abondance & sa durée furent telles qu'elles avoient coutume d'être avant la suppression. La malade n'étant pas revenue depuis, je n'ai pu savoir si le traitement continué auroit changé l'état de la rate.

Les faits suivans exigent quelques détails préliminaires.

M. BERTIER, Intendant de la généralité de Paris, qui étend ses soins vigilans sur tout ce qui peut être utile, ayant formé le deſſein d'établir un traitement électrique au Dépôt de Saint-Denys, me fit l'honneur de m'en parler. Peu après M. Colombier, notre Confrère, Inſpecteur du Dépôt, m'adreſſa M. Canaple, Chirurgien, qu'il deſtinoit à adminiſtrer le traitement électrique; M. Canaple ſuivit chez moi un Cours, à la fin duquel il me prouva ſa capacité par un examen auquel il voulut bien ſe ſoumettre; j'en rendis compte à M. Bertier; M. Canaple confirma le rapport que j'avois fait à ſon égard, par un nouvel examen, auquel il répondit chez M. Bertier, en préſence de ce Magiſtrat. Quelques jours après je me rendis au Dépôt de Saint-Denys, où une machine électrique, avec tous les inſtrumens néceſſaires, avoit été placée dans une pièce deſtinée & convenable aux traitemens. M.rs Davan, Médecin du Dépôt, Canaple & moi, nous viſitames les infirmeries, & nous amenames à la ſalle de l'électricité les malades qui étoient dans le cas d'y être conduits; nous les interrogeames & les examinames chacun en particulier, & nous conſtatames l'état de chacun par écrit, ayant ſoin de ſigner tous trois l'article qui concernoit chaque malade. M. Colombier nous ayant joint, nous lui fimes la lecture de l'expoſé de l'état des malades, en préſence de chacun d'eux, & il ſigna chaque article avec nous.

Nous convinmes enſuite que M. Canaple commenceroit les traitemens le lendemain; qu'il rédigeroit, jour par jour, ſes obſervations pour chaque malade; que je me rendrois au Dépôt le plus ſouvent qu'il me ſeroit poſſible, ayant ſoin d'en prévenir M.rs Davan & Canaple; que lors de notre réunion nous prendrions connoiſſance du journal tenu par M. Canaple, & qu'après avoir examiné & interrogé chaque malade, nous écririons, à la ſuite de l'expoſé de l'état de chacun, les faits qui mériteroient d'être obſervés, & que chacun de nous les atteſteroit par ſa ſignature.

M. DAVAN ſe chargea d'inſpecter les traitemens, d'y conduire ceux qui pourroient en avoir un beſoin preſſant, de conſtater leur état, remettant, par rapport aux autres, à nous conduire comme par rapport aux premiers malades.

Ces conditions ont été remplies exactement, & c'est d'après les journaux tenus de la façon que je viens de l'exposer, que je cite les faits suivans, sur la suppression, & que dans le cours du Mémoire j'en citerai sur d'autres maladies un plus grand nombre qui ne sont pas moins authentiques, parce que la conduite pour tous les malades a été la même.

SOPHIE DUGLAS, âgée de dix-huit ans, avoit été réglée dès l'âge de dix ans; le cours périodique avoit été provoqué; depuis cette époque il avoit été irrégulier, souvent interrompu, & il n'avoit pas eu lieu depuis dix-huit mois; il se rétablit après sept séances, & se renouvela aux quatre époques suivantes.

MARGUERITE PALISSOT, âgée de vingt-sept ans, n'étoit pas réglée depuis quatre; elle crachoit du sang assez fréquemment, & elle se plaignoit de douleurs aux reins; le cours supprimé s'est rétabli après vingt-six séances, & s'étoit renouvelé aux trois époques suivantes. La Malade ne crachoit plus de sang & ne souffroit plus des reins.

GALET, âgée de dix-sept ans, n'avoit pas

eu ses règles depuis quinze mois ; elles reprirent leurs cours après un traitement de deux mois, & se renouvelèrent aux deux époques suivantes.

COUTILIÉ, âgée de dix-sept ans, dans le même cas que Galet, mais depuis huit mois seulement, sujette de plus, depuis sept mois, à de fréquentes attaques d'épilepsie, a été guérie de la suppression au bout de huit jours de traitement, sans aucun changement du côté des attaques d'épilepsie, d'où il n'y a rien à inférer, sinon que dans ce sujet l'épilépsie n'étoit pas un symptôme de la suppression.

UNE FILLE, âgée de vingt-sept ans, fortement constituée, entra, à l'âge de seize ans, au moment de son incommodité périodique, dans une petite rivière ; le cours menstruel s'arrêta, & depuis ce moment qui remonte à six ans, il n'eut plus lieu par la voie naturelle ; mais constamment à chaque époque la malade rendoit du sang pendant quatre jours, en assez grande abondance, par l'oreille gauche ; cette évacuation étoit précédée de violens maux de tête, de crachement de ſang, de mouvemens ſpaſmodiques & convulſifs, d'oppreſſion, & d'une forte raucité dans la voix. Ces ſymptômes s'allégeoient enſuite, mais ſans ſe diſſiper, dans l'intervalle d'une époque à une autre.

Le cours périodique eut lieu, après trente-ſix ſéances, par la voie naturelle, dura vingt-quatre heures, s'arrêta pendant autant de temps, & ſe renouvela une ſeconde fois pour avoir la même durée; cependant le ſang n'en coula pas moins par l'oreille pendant quatre jours, ni en moindre abondance; mais les ſymptômes qui juſqu'alors n'avoient fait que diminuer, ſe trouvèrent diſſipés, à l'exception de l'enrouement qui étoit cependant moins conſidérable. La ſortie de cette fille hors du Dépôt, a empêché de ſuivre plus loin cette obſervation.

CHANTERELLES, âgée de vingt-quatre ans, avoit éprouvé ſucceſſivement pluſieurs maladies aiguës qui l'avoient affoiblie, & à la ſuite deſquelles ſes règles étoient demeurées ſupprimées depuis cinq mois; elles n'ont pas été rappelées par un traitement de ſix ſemaines; mais ne doit-on pas en accuſer le défaut

défaut de pléthore dans un ſujet affoibli par les maladies que Chanterelle avoit ſupportées, & par les remèdes qui lui avoient été néceſſaires?

Les faits précédens légalement conſtatés, concernant des ſujets détenus, par conſéquent dans une circonſtance défavorable pour la cure du cas où ils ſe trouvoient, m'ont paru mériter d'être rapportés.

Fièvres intermittentes.

On ſavoit déjà que dès l'année 1754, on avoit appliqué, en Suède, l'électricité au traitement des fièvres intermittentes, & Zetzel, dans une Thèſe ſoutenue à Upſal, la même année, rapporte quelques tentatives qui pouvoient engager à ſuivre ce genre d'obſervation. M. Adam, Profeſſeur de Phyſique à Caen, aſſura la à Société royale de Médecine, en 1776, qu'il avoit guéri pluſieurs fièvres intermittentes par l'électricité; mais perſonne n'avoit rien annoncé d'auſſi poſitif à cet égard que les Écrivains anglois, au point que ſi leurs aſſertions ſont fondées, il n'y a point d'auſſi puiſſant fébrifuge que l'électricité. Depuis long-temps j'ai desiré m'assurer de son effet par l'expérience ; mais deux circonstances que les Auteurs regardent comme indispensables, la rendent difficile dans ma position ; la première est d'électriser dans le moment du frisson, & de placer ensuite les malades au lit pour soutenir la sueur qui est abondante : on est donc réduit, ou à électriser des particuliers chez eux, ou des malades dans un hôpital. C'est par ces raisons que je n'ai pu encore recueillir par moi-même, sur cet objet, que les deux faits suivans, qui ont eu lieu au Dépôt de Saint-Denys.

Bousticlier, âgé de trente-cinq ans, attaqué depuis dix-sept jours d'une fièvre tierce qui résistoit à un traitement exact, électrisé une seule fois pendant trois quarts-d'heure, moitié par bain, moitié par étincelles tirées de toutes les parties du corps, mis ensuite au lit, & y ayant pris quelques tasses d'une infusion légèrement sudorifique, a été huit jours sans fièvre. Le retour de ses forces, son teint annonçoient une bonne convalescence, quand il commit le huitième jour une imprudence dans le régime, ſuivie le lendemain du retour de la fièvre, pour laquelle ce malade a refuſé de ſe ſoumettre de nouveau au traitement.

CAZA, âgé de quarante-ſix ans, après avoir été guéri & repris de la fièvre tierce, en étoit incommodé pour la ſeconde fois, & elle réſiſtoit aux remèdes, quand ayant été électriſé comme Bouſticlier, la fièvre fut de même arrêtée après une ſeule ſéance, ſans qu'il y en eût de retour deux mois après; mais Caza étoit foible, il avoit le teint plombé, & les viſcères du bas-ventre engorgés: quoique délivré de la fièvre, ſes forces ne ſe ſont pas rétablies, & ſon état, dépendant probablement de l'empâtement des viſcères, n'a pas changé.

Ces deux faits ne ſuffiſent certainement pas, mais liés à ceux que les Auteurs rapportent, ils font deſirer qu'on ſuive ce genre d'obſervation.

Deux faits rapportés dans les Mémoires communiqués à la Société royale de Médecine, concernent deux fébricitans, dont l'un a été électriſé quinze, l'autre deux fois, tous deux ſans ſuccès ; mais il ne me paroît pas qu'il y ait à conclure de ces faits, parce que les conditions impoſées comme indiſpenſables, d'électriſer au moment du friſſon, de faire enſuite mettre les malades au lit, n'ont pas été remplies.

Maladies des Yeux.

ON n'avoit encore appliqué l'électricité qu'au traitement de la goutte-ſereine, & des témoignages authentiques aſſuroient que ce moyen avoit quelquefois réuſſi, quoique rarement. C'étoit cependant un avantage dans une maladie contre laquelle l'Art a ſi peu de reſſource ; mais l'expérience des Anglois & leurs écrits, nous ont fait connoître depuis quelques années, que l'électricité eſt applicable avec beaucoup de ſuccès dans pluſieurs autres maladies des yeux : cet avantage ignoré en France, y a été confirmé ces dernières années par un aſſez grand nombre d'expériences, comme on va le voir.

Ophtalmie.

LEJEUNE, Cuiſinier, âgé de quarante-quatre ans, logé rue Neuve-Saint-Étienne, faubourg Saint-Marcel, étoit atteint d'ophtalmie depuis dix jours; ſes yeux étoient fort rouges, ſupportoient difficilement le jour, larmoyoient, les paupières étoient gonflées & rendoient beaucoup d'humeurs; le malade ſe plaignoit de voir, ce qu'on appelle *des bluettes*, & un cercle autour des lumières, de ne diſtinguer en tout temps les objets qu'à travers un brouillard. Les remèdes uſités en pareil cas avoient opéré très-peu en huit jours; Lejeune ayant pris ſix ſéances par ſouffle, une par jour, & chacune de deux minutes pour chaque œil, tous les ſymptômes ſe trouvèrent diſſipés; & il n'en avoit reparu aucun long-temps après, quoique Lejeune n'eût jamais ceſſé de travailler de ſon métier, & d'être expoſé à l'action d'un feu fort vif.

M. de Cués, âgé de vingt-trois ans, Enſeigne de Vaiſſeau, avoit eu une ophtalmie violente ſur l'œil droit; deux mois après, les membranes de l'œil étoient encore ſi engorgées, qu'on ne pouvoit diſtinguer l'iris ni la prunelle; la cornée tranſparente étoit opaque, blanchâtre à la partie supérieure, fortement échimosée à la partie inférieure, & M. de Cués étoit absolument privé de l'usage de l'œil droit. Il fut électrisé pendant un mois par souffle, sans concours d'aucun autre moyen; on s'aperçut d'un mieux marqué le dixième jour, & au bout du mois la cure étoit parfaite: elle se soutenoit deux mois après sans aucune altération. *Extrait de la Correspondance de M. Coulomb, Médecin; & de celle de M. Guigou, Chirurgien de l'Hôpital de la Marine à Toulon.*

DENYS PARLÉ, âgé de quarante-cinq ans, atteint depuis cinq, d'une ophtalmie chronique, avoit les yeux fort rouges, les paupières gonflées, la vue trouble & obscurcie par un larmoiement continuel; tous ces symptômes se trouvèrent dissipés après trois semaines de traitement par le souffle, & la cure n'avoit souffert aucune atteinte deux mois après. *Extrait des Journaux du Dépôt de Saint-Denys.*

FRANÇOIS GUY, âgé de vingt-deux ans, souffroit depuis cinq mois & demi, de vives douleurs à l'œil droit ; il étoit affecté d'une violente ophtalmie, rébelle à quatre saignées, une du bras, trois du pied, à l'application des sangsues, à celle des vésicatoires, à l'ouverture d'un cautère & à l'usage de différens collyres. On appliqua de nouveau les vésicatoires à la nuque du cou, & on électrisa le malade par souffle durant trois semaines, à la fin desquelles il sortit parfaitement guéri du Dépôt de Saint-Denys.

MAZIER, âgé de seize ans, attaqué depuis deux jours, d'une ophtalmie très-vive sur l'œil droit, avec douleurs aiguës, impossibilité de supporter la lumière, & de distinguer les objets, électrisé sept fois sans concours d'autre moyen, étoit parfaitement guéri, & n'avoit, deux mois après, ressenti aucune incommodité. *Extrait des Journaux du Dépôt de Saint-Denys.*

CRISTINE LEGRAND, âgée de vingt-huit ans, à la suite d'une fièvre pour laquelle elle avoit été traitée à l'Hôtel-Dieu, avoit eû des phlictènes sur différentes parties de la tête, avoit été ensuite attaquée de surdité ; & l'humeur s'étant déplacée, s'étant portée ſur les yeux, en avoit terni l'éclat & rendu les membranes comme infiltrées; cet état, qui duroit depuis quatre mois, ſe trouva entièrement diſſipé au bout d'un mois de traitement par le ſouffle. *Extrait des Journaux du Dépôt de Saint-Denys.*

Ulcères à la cornée tranſparente.

LEROI, âgé de douze ans, avoit éprouvé, à la ſuite de la petite vérole, une douleur vive à l'œil gauche; il étoit ſurvenu en dix jours, malgré un traitément convenable, au bord inférieur de la cornée, un ulcère qui fut parfaitement cicatriſé, après vingt jours de traitement par le ſouffle, ſans aucun retour du mal, deux mois & demi après. *Extrait des Journaux du Dépôt de Saint-Denys.*

JEAN PERONEL, Soldat du Corps-royal de la Marine, âgé de vingt-deux ans, ſouffroit, depuis vingt-deux jours, d'une inflammation très-vive à la conjonctive de l'œil gauche, avec ulcère profond à la cornée tranſparente. Traité par le ſouffle pendant ſix ſemaines, l'inflammation étoit dissipée au bout de huit jours, & l'ulcère cicatrisé à la fin du traitement, sans retour d'aucun accident deux mois & demi après. *Extrait de la Correspondance de M. Guigou, Chirurgien de la Marine à Toulon.*

Hémeralopie.

AUTROUT, âgé de vingt-neuf ans, Héméralope, traité par le souffle pendant quinze jours, s'est trouvé guéri. *Extrait de la Corréspondance de M. Coulomb, Médecin de l'Hôpital de la Marine à Toulon.*

Taches sur la cornée transparente.

Il étoit survenu à Chanterelle, à la suite d'une ophtalmie, deux taches sur la cornée transparente de l'œil droit; elles gênoient la vue, & la couvroient d'un brouillard épais. Après six semaines de traitement, leur étendue étoit diminuée d'un tiers, & la vue étoit beaucoup plus nette; ces progrès avoient eu lieu dans le premier mois, & n'avoient pas augmenté depuis quinze jours, ce qui découragea Chanterelle, & lui fit quitter le traitement. *Extrait des Journaux du Dépôt de Saint-Denys.*

Nuage ſur la vue.

GARDET, Soldat de la Marine, à la ſuite de la petite vérole, avoit été affecté d'un brouillard ou nuage ſur l'œil gauche, qui l'empêchoit de diſtinguer un homme à la diſtance de huit pas; au bout de douze ſéances par le ſouffle, le nuage étoit diſſipé, & la vue rétablie. *Extrait de la Correſpondance de M. Coulomb, Médecin de l'Hôpital de la Marine à Toulon.*

Cataracte.

UNE FEMME portoit depuis trois ans, ſur l'un des yeux, à la ſuite d'une maladie laiteuſe, une cataracte qui la privoit totalement de la vue. M. Vives l'aîné, Chirurgien-oculiſte à Rochefort, avoit déclaré la cataracte dans le cas de l'opération; l'autre œil étoit ſi affoibli depuis huit mois, que la malade n'en diſtinguoit pas les paſſans dans les rues; une opacité blanchâtre couvroit le fond de l'œil; la vue ſe rétablit par rapport à cet œil, après vingt ſéances par le ſouffle. Enhardi par ce ſuccès, on traita l'œil plus anciennement perdu ; on ne dit pas pendant combien de temps on opéra, mais on agit assez pour que la malade fût sensible à la lumière, & distinguât les couleurs vives. *Cette observation est de M. Vives le jeune, Chirurgien de la Marine à Rochefort.*

CLAUDE MOREL, Charpentier de la Marine, âgé de quarante-sept ans, atteint d'une cataracte depuis trois mois, électrisé par bains & par le souffle pendant cinq semaines, s'est retiré guéri. *Extrait de la Correspondance de M. Coulomb, Médecin de l'Hôpital de la Marine à Toulon.*

Ne peut-on pas, d'après ces deux observations, espérer d'employer utilement l'électricité dans les cataractes commençantes, & même pour celles qui seroient invétérées, en suivant un traitement assez long, & sur-tout en faisant concourir des remèdes internes ?

Affoiblissement de la vue à la suite d'une perte.

UNE FILLE, âgée de quarante-cinq ans,

à la ſuite d'une perte très-abondante, avoit totalement perdu la vue d'un œil, & l'autre étoit très-affoibli. Cette fille prit douze ſéances, & éprouva un mieux, que les Auteurs de l'obſervation diſent avoir été très-grand ; ils entrent dans des détails qui en fourniſſent la preuve ; néanmoins la malade ſe retira entraînée par des préjugés qu'on lui ſuggéra.

J'ai rapporté cette obſervation incomplète, parce qu'elle prouve qu'on peut diriger l'action du remède ſur une partie déterminée, ſans agir ſur le reſte de l'individu. En effet, douze ſéances auroient renouvelé la perte, ſi la manière d'opérer n'eût pas borné l'action du remède ſur les yeux ſeuls.

Albugo & Nuage.

CAUVIN étoit attaqué depuis douze ans, d'un albugo à l'œil droit, & d'un nuage blanchâtre, avec légère inflammation à l'œil gauche. Il a été électriſé pendant deux mois par le ſouffle d'aſſez près de l'œil droit, pour qu'il y eût de temps en temps de légères étincelles, & d'assez loin de l'œil gauche pour ne sentir que le souffle; l'inflammation étoit dissipée au bout de huit jours, & le nuage l'étoit à la fin du traitement; l'albugo étoit aussi fort diminué: mais suivant l'observateur, il étoit l'effet de la cicatrice d'un bouton de petite vérole, & ne pouvoit, par cette raison, être entièrement détruit. *Extrait de la Correspondance de M. Guigou, Chirurgien de l'Hôpital de la Marine à Toulon.*

Taie.

GOBILLARD, âgée de cinquante-sept ans, portoit depuis six, sur l'œil droit, une taie qui interceptoit totalement le passage de la lumière. Après six semaines de traitement par les pointes, Gobillard discernoit le jour & voyoit confusément les objets par masse à travers un brouillard. Auroit-elle été guérie par un traitement plus long, & ce commencement de succès dans une taie fort ancienne, peut-il en faire espérer de plus satisfaisans dans les taies commençantes! c'est ce doute qui m'a fait rapporter ce fait. *Extrait des Journaux du Dépôt de Saint-Denys.*

Tremblement.

FARCY, âgé d'environ ſoixante ans, laveur de cendres des Orfèvres, état qui expoſe aux vapeurs du mercure, étoit depuis long-temps attaqué d'un tremblement qui, de léger, étoit ſucceſſivement devenu fort conſidérable ; la tête étoit un peu agitée, le bras gauche l'étoit beaucoup davantage, & le droit, au point que Farcy n'en pouvoit porter ſes alimens à ſa bouche, qu'il jetoit ſouvent les objets qu'il croyoit pouvoir tenir. Électriſé pendant trois mois par étincelles & légères commotions, la tête & le bras gauche ſe ſont entièrement raffermis ; il n'eſt reſté du côté du bras droit qu'un léger frémiſſement des doigts lorſque le bras eſt étendu ; mais Farcy s'en ſert pour boire & manger, & tient bien les objets qu'il manie. Il n'a pas ceſſé de vivre au milieu de ſon attelier parmi pluſieurs garçons, & deux mois après le traitement il étoit auſſi bien qu'en le quittant.

J'ai rapporté, l'année dernière, l'exemple d'une femme également guérie d'un tremblement ſurvenu à la ſuite des vapeurs mercurielles, auxquelles elle avoit été expoſée en dorant, & M. de Haen cite un grand nombre de cures du même genre.

Scrophules & maladies Scrophuleuſes.

PICARD, âgé de neuf ans, nous fut préſenté par madame ſa mère à M. Fourcroy notre confrère & à moi, dans l'état le plus déplorable, languiſſant depuis trois ans; il y en avoit un que ſon corps avoit commencé à ſe couvrir de tumeurs, dont pluſieurs s'étoient ouvertes; l'enfant étoit ſans force, ſans appétit, il avoit le teint plombé, une fièvre lente, il étoit d'une maigreur exceſſive & dans le maraſme.

Un ulcère occupoit le milieu de l'avant-bras droit, dont le coude étoit gonflé & l'articulation exoſtoſée, couverte de trois ulcères.

Le coude gauche étoit ankiloſé, gonflé, inflexible, les os du métacarpe de la main gauche étoient exoſtoſés, le dedans de la main étoit gonflé & ulcéré, le doigt *medius* étoit exoſtoſé & fortement gonflé.

Deux ulcères couvroient le pied droit qui étoit très-gonflé.

L'enfant fut mis à l'uſage de quinze grains de pilules de Belloſte, à prendre tous les ſoirs; il prit pour tiſane une infuſion de feuilles de noyer, dont on ſe ſervit auſſi pour laver les plaies, & il fut électriſé environ ſix ſemaines par bains & par pointes, qui dirigoient le fluide ſur les parties affectées, tandis que d'autres pointes le ſoutiroient à la partie oppoſée.

Il parut, au bout de quinze jours, y avoir un changement notable; les plaies étoient plus vermeilles, le pus plus abondant & de meilleure qualité, la maigreur moins exceſſive; les forces & l'appétit s'étoient un peu rétablies, il n'y avoit plus de fièvre, même le ſoir.

Cette amélioration étoit encore plus conſidérable à la fin du premier mois, & depuis quelque temps les urines dépoſoient d'un jour l'un, un ſédiment abondant, d'un gris-brun; le jour du dépôt, l'enfant

éprouvoit

éprouvoit du mal-aiſe : c'étoit le commencement d'une criſe, dont la ſuite auroit peut-être été heureuſe. La fièvre revint, les plaies ſuppurèrent avec une abondance exceſſive, des fragmens oſſeux ſe détachèrent, & les urines très-troubles déposèrent journellement une grande abondance de ſédiment ; l'appétit & les forces ſe perdirent ; deux onces de manne produiſirent une évacuation qui modéra l'abondance de la ſuppuration. Nous ſuſpendimes l'électricité, qui avoit une action ſi marquée, dans le deſſein de la reprendre après un temps de repos & la criſe paſſée ; mais des conſeils étrangers déterminèrent les parens à abandonner le traitement.

Cet exemple prouve que l'électricité exerce une action très-forte ſur le virus ſcrofuleux, qu'elle l'atténue & le met puiſſamment en mouvement. J'ai rapporté, les années précédentes, des faits qui prouvent la même action de l'électricité, & les Anglois aſſurent qu'on ne manque pas de guérir les écrouelles récentes, en aſſociant l'électricité aux remèdes internes. Les faits ſuivans fournis par la Correſpondance, confirment ces différentes aſſertions.

UNE FILLE, âgée de quatorze ans, affectée depuis trois & demi, de tumeurs ſcrofuleuſes, avoit eu depuis ſix mois des convulſions ſuivies d'hemiplégie. Au bout de dix-huit ſéances l'hemiplégie étoit diſſipée, & ſoixante-deux ſéances adminiſtrées en trois mois & demi, avoient fort diminué les tumeurs ſcrofuleuſes.

UNE AUTRE FILLE, âgée de treize ans, attaquée d'écrouelles depuis cinq, étoit fort ſoulagée après ſoixante-dix-neuf ſéances priſes en quatre mois & demi.

UNE TROISIÈME FILLE, âgée de neuf ans, attaquée d'écrouelles depuis un an, étoit parfaitement guérie après cinquante-neuf ſéances. Ces trois malades ont fait uſage de remèdes internes concurremment avec l'électricité; & ce qui les concerne eſt extrait de la Correſpondance de M.rs Poma, Médecin, & Renaud, Pharmacien à Saint-Diez en Lorraine.

Maladie Laiteuse.

UNE FEMME, accouchée depuis deux mois, avoit à l'ovaire une tumeur de forme oblongue & très-volumineuse, les glandes mésentériques fort engorgées, & le bas-ventre tuméfié; on y sentoit des grosseurs inégales qui formoient comme une sorte de chapelet: ces accidens étoient accompagnés de fièvre lente, de dégoût, d'une si grande foiblesse qu'on étoit obligé de porter la malade, & d'une maigreur qui annonçoit un marasme commençant. On eut recours à l'électricité qui détermina d'abord des sueurs abondantes, ensuite une perte considérable en blanc, suivie d'une en rouge, après laquelle la cure se trouva complète; le traitement dura quarante jours. *Extrait de la Correspondance de M. Vivés le jeune, Chirurgien de la Marine à Rochefort.*

J'ai cité dans des rapports précédens, plusieurs exemples qui concourent, comme celui-ci, à prouver l'action avantageuse de l'électricité dans les maladies, à la suite de cet accident qu'on nomme *Lait épanché.*

Engorgement & obſtruction des viſcères, Jauniſſe.

LES faits ſuivans ſont dûs à M. Coulomb, Médecin de l'Hôpital de la Marine à Toulon. On avoit déjà quelques obſervations, mais en petit nombre & peu circonſtanciées, trop vagues, ſur l'effet de l'électricité dans les obſtructions des viſcères; je n'en connois point ſur ſon effet dans la jauniſſe avant celles que je cite d'après M. Coulomb.

GRAVIER, Matelot, âgé de vingt-un ans, avoit été atteint, à la ſuite des fièvres de Rochefort, d'obſtructions conſidérables; il avoit un cours de ventre opiniâtre, le viſage bouffi & plombé: il étoit guéri après vingt-huit ſéances par bains, ſuivies de quelques légères commotions.

ANDRÉ ROUX, Quartier-maître, âgé de quarante-cinq ans, attaqué de dyſſenterie ſcorbutique depuis deux ans, d'obſtructions au bas-ventre & dans le maraſme, électriſé comme le malade précédent, pendant un mois, étoit à ce terme guéri de la dyſſenterie, avoit repris de l'embonpoint, & ses obstructions étoient fort diminuées.

BARTHÉLEMI DEMORTE, Caporal, atteint de jaunisse, électrisé par bains, dix-neuf jours.

CHEVALIER, aussi Caporal, affecté de jaunisse depuis cinq jours, électrisé douze fois.

LE RICHE, Soldat, ayant la jaunisse depuis quinze jours, le visage bouffi & la parotide droite fort engorgée, électrisé dix jours.

QUENTIN, Sergent, attaqué depuis huit jours de la jaunisse, électrisé dix jours.

Ont tous quatre été guéris, sans concours d'autre remède.

Foiblesse d'une jambe à la suite d'une fracture.

Mme SURMER, épouse de M. Surmer, ancien Valet-de-chambre de feu Mgr le duc d'Orléans, âgée de quarante-huit ans, avoit eu la jambe droite cassée & une violente contusion aux reins. Peu de jours après que cette dame eut commencé à se lever, elle ſut frappée de paralyſie ſur le côté gauche, & la contuſion avoit laiſſé une douleur habituelle aux reins; au bout de dix-huit mois la paralyſie ſe diſſipa, mais la jambe droite reſta foible, les reins douloureux; la malade ne pouvoit marcher qu'avec une canne & faire fort peu de chemin, ſon pied tournoit, l'extenſion & la flexion ne pouvoient ſe faire; la cheville étoit fort enflée; la douleur des reins obligeoit Mme Surmer de ſe faire aider pour ſe mettre au lit & pour en ſortir. Elle a fait uſage pendant deux mois du bain électrique & du ſouffle, dirigés ſur les parties affectées; au bout de ce terme la douleur des reins étoit diſſipée, Mme Surmer ſe levoit & ſe mettoit au lit ſans être aidée; l'enflure de la cheville étoit diſſipée, le pied étoit raffermi, l'extenſion & la flexion s'exécutoient, & Mme Surmer pouvoit faire d'aſſez longs trajets ſans canne.

J'ai rapporté ce fait, parce qu'il m'a paru qu'on en peut inférer que l'électricité, comme ſtimulant & tonique, feroit propre à abréger la durée de la foibleſſe & de l'enflure qui subſiſtent ſouvent ſi longtemps après les fractures, & par conſéquent à accélérer le rétabliſſement & le retour des forces qui reviennent ſouvent ſi lentement après ces accidens, dont l'électricité hâteroit la parfaite guériſon.

Mouvemens convulſifs des muſcles du viſage.

UN JEUNE HOMME, âgé de dix-huit ans, né très-ſenſible, perdit une ſœur à l'âge de douze ans; il en fut ſi affecté qu'il en eut des convulſions auxquelles ſuccéda par intervalles un reſſerrement à la région épigaſtrique, avec ſenſation d'un corps qui remontoit vers la gorge. Ce jeune homme entra à quinze ans au Noviciat des Pères Bénédictins, & y paſſa dix-huit mois; il en ſortit attaqué des accidens ſuivans.

Perte de la connoiſſance & ſuſpenſion de l'exercice des ſens, froncement des ſourcils & abaiſſement des paupières, mouvemens irréguliers des muſcles du viſage, ſur-tout de l'orbiculaire des lèvres; cependant point d'écume ni d'émiſſion involontaire d'urine;

le jeune homme frappé de ſon mal, demeuroit dans la poſition où il ſe trouvoit, ne laiſſoit pas échapper ce qu'il tenoit par haſard dans ce moment.

Cet état duroit quatre à cinq minutes, & ſe renouveloit cinq à ſix fois par jour; au ſortir d'une attaque, le jeune homme, d'abord ſurpris & comme s'il ſe fût éveillé, revenoit, dans fort peu de temps, parfaitement à lui.

Conſulté à la fin de l'automne, je jugeai la ſaiſon peu favorable; je regardai le mal comme une ſuite de l'auſtérité de la vie paſſée, je conſeillai un régime reſtaurant, de la diſſipation, quelques légers antiſpaſmodiques; & j'attendois la guériſon, des forces de la Nature dans un jeune homme, du régime reſtaurant, du retour de la belle ſaiſon.

Le mal fut enviſagé autrement par un Médecin, qui fit faire une ſaignée du pied, ordonna conſécutivement l'application des ſangſues, celle des véſicatoires, évacua par haut & par bas le malade, lui fit ouvrir un cautère & le mit à l'uſage d'un opiat dont la valériane étoit la baſe: cependant trois mois employés à ce traitement n'opérèrent aucun changement; on revint à mon avis, & j'y ajoutai d'essayer l'électricité par bains, & quelques étincelles tirées des différentes parties de la tête & des extrémités supérieures. Le traitement dura près de trois mois & annonça un succès très grand; en effet les accidens diminuèrent de fréquence & d'intensité, au point qu'il n'y en avoit souvent que deux ou un, quelquefois point en un jour, & que chaque accès ne duroit qu'une ou deux minutes; il se passa jusqu'à cinq jours de suite sans accès sur la fin du traitement; mais il survint des maux de tête violens, le malade se plaignit de perdre la mémoire & de ressentir une sorte de stupeur, d'étonnement, de confusion d'idées, qui l'effrayèrent. J'interrompis l'électricité pendant huit jours; les nouveaux accidens se dissipèrent, les anciens reprirent de la force; on revint à l'électricité plus modérée & qui renouvela cependant les nouveaux accidens, dont je crois que le malade s'effraya trop : il abandonna, & délivré des incommodités nouvelles, il eſt retombé dans ſon premier état : auroit-on pu l'en délivrer par une électricité très-modérée, continuée, & ſans craindre les ſuites des ſymptômes qui l'ont effrayé!

Impoſſibilité d'avaler.

MADAME la Supérieure des Hoſpitalières du faubourg Saint-Marcel, très-anciennement ſujette à des cathares & maux de gorge légers, affectée d'un vice dartreux, avoit depuis deux ans éprouvé des maux de gorge plus fréquens & plus violens; ils avoient d'abord gêné la déglutition, & depuis trois ſemaines ils avoient intercepté totalement celle, tant des ſolides que des fluides. La malade, qui n'étoit nourrie que par des lavemens, étoit très-foible, très-amaigrie, cependant ſans fièvre & ſans autre mal que de ne pouvoir avaler; elle ne ſentoit pas même de douleur; mais quand elle tentoit d'avaler, ſa gorge ſe reſſerroit, & une goutte de fluide même ne pouvoit paſſer. On avoit beaucoup conſulté, fait beaucoup de remèdes, tous inutiles;

chacun avoit une opinion différente ſur la cauſe du mal. Ce récit me fut fait en préſence de la malade, par Mrs Danié, Médecin de la Faculté de Paris, & de Villiers, Chirurgien, qui m'avoient appelé, & me proposèrent l'électricité : je l'admis, mais ſeulement comme une tentative à laquelle je ne voyois pas de riſque ; elle fut employée huit jours, en communiquant le ſouffle par une pointe & le faiſant circuler par le moyen d'une autre pointe, à travers les parties qui ſe reſſerroient au moment où la déglutition auroit dû ſe faire ; il n'en réſulta qu'un peu d'augmentation dans les forces de la malade. Elle s'abſenta huit jours, revint & me dit que M. de Bauve, Chirurgien, à l'aide d'un inſtrument qu'il emploie, lui avoit fait avaler une taſſe de bouillon, mais qu'elle avoit éprouvé beaucoup de ſuffocation pendant l'opération, qu'elle avoit après rendu quelques gouttes de ſang ; que depuis elle pouvoit avaler une demi-taſſe de fluide par gorgées, & elle me le prouva : elle ajouta qu'elle n'avoit pas voulu réitérer l'opération & que ſes conſeils n'en avoient pas été d'avis, mais qu'elle reprît l'électricité. Elle la suivit pendant trois semaines, acquit plus de facilité pour avaler les fluides, & assez pour faire des repas qui consistoient en bouillie, œufs au lait, pain trempé dans du café, même pour avaler à sec du biscuit, du gâteau; mais la malade étoit obligée de boire fréquemment quelques gorgées. Au bout de trois semaines M.me la Supérieure se retira, malgré mon avis: j'ai su depuis qu'elle avoit probablement été entraînée par le desir d'essayer un nouveau remède qu'on lui proposoit, & dont la composition & l'auteur ne m'ont pas été connus. Soit ce remède, le froid qui survint, ou une autre cause, M.me la Supérieure, environ deux mois après, fut attaquée d'un violent catharre & y succomba. L'ouverture du corps n'a rien offert, suivant le récit que m'en a fait M. de Villiers qui en a été témoin, que deux ulcères à l'entrée de l'œsophage.

L'électricité avoit paru sensiblement soulager: elle est recommandée pour les ulcères extérieurs; de la manière dont on l'emploie aujourd'hui, ſon action eſt auſſi immédiate à l'intérieur qu'au dehors; auroit-elle pu prolonger la vie de Mme la Supérieure, ou même procurer ſa guériſon!

M. Géraud, Médecin de la Faculté de Paris, conduiſit chez moi, au mois de Novembre, ſept jeunes gens d'une penſion dont il eſt Médecin, qui, les années précédentes avoient eu, malgré les ſoins qu'on leur avoit donnés, des engelures très-fortes qui avoient abcédé & dont ils avoient été incommodés tout l'hiver. Ces jeunes gens, qui ne faiſoient que de commencer à en être attaqués cette année, ont été électriſés de huit à douze jours, ſuivant le degré de leur mal, & M. Géraud m'a appris, ſur la fin de l'hiver, qu'ils avoient paſſé cette année ſans engelures.

Les Journaux & Mémoires dont ſont extraits les faits qu'on vient de lire, ſont demeurés dépoſés au Secrétariat de la Société royale de Médecine.

Je certifie que ce Mémoire, qui a été lû dans une des Séances de la Société royale de Médecine, a été jugé digne de ſon Approbation, & d'être imprimé ſous ſon privilége. Ce vingt-neuf Juillet mil ſept cent quatre-vingt-ſix.

Signé *VICQ-D'AZYR, Secrétaire perpétuel.*

FIN.

A PARIS,
DE L'IMPRIMERIE ROYALE.

M. DCCLXXXVI.

www.ingramcontent.com/pod-product-compliance
Ingram Content Group UK Ltd.
Pitfield, Milton Keynes, MK11 3LW, UK
UKHW021952260726
13994UKWH00004B/1692